DIAMOND Ly

LES CAUSES DE L'IMPUISSANCE, DE LA PANNE DE LIBIDO MASCULINE, DE LA FRIGIDITÉ FÉMININE ET LES REMÈDES DE GRAND-MÈRE, ÉPICES, PLANTES, HUILES ESSENTIELLES, MÉDICAMENTS NATURELS QUI LES SOIGNENT.

Conseils, bio-médicaments qui aident à résoudre les problèmes d'impuissance, panne sexuelle chez les hommes. De baisse de libido, de frigidité chez les femmes.

Table des matières

I.   INTRODUCTION

Pas mal de monde utilise le VIAGRA pour résoudre le problème de la fatigue sexuelle et l'impuissance.

En effet, c'est un médicament chimique qui coûte cher.
Sa prescription nécessite absolument une suivie médicale et une prescription d'ordonnance car son utilisation peut entraîner des effets secondaires indésirables

.

Pourtant, des médicaments naturels, des alimentations naturelles existent afin de résoudre ces problèmes .

II.   CONSEILS TRÈS UTILES

Aujourd'hui, vous avez un rendez-vous très important, un moment très romantique ....

Tout a bien commencé, vous avez prévu tout dans le moindre détail :

-des fleurs,

- une éclaire tamisée

-une musique douce pour apaiser l'ambiance,

-un bon vin pour commencer et adoucir l'atmosphère,

-l'être cher de vos rêves...............
Tout est là.

Ce moment là , vous avez attendu depuis longtemps .

Vous deux commencez à vous échauffer.......

Mais un problème personnel vous concernant surgit. Vous êtes perplexe car l'endroit vitale de votre anatomie ne réagit pas .

Vous vous demandez ce qui se passe.
Dans votre pensée :

Qu'est-ce qui se passe?....

Qu'est-ce que j'ai ?....

Qu'est-ce que je dois faire ?
......

Ne vous en faite pas, ce n'est pas une exception dans votre cas, un jour ou l'autre, une fatigue ou une baisse de libido peut se produire dans votre vie et cela concerne les hommes .

Mais les femmes peuvent avoir elles aussi de problèmes de baisse de libido, de la frigidité.

<u>La frigidité</u> :

C'est la baisse, la perte du désir et du plaisir de la femme au moment de l'acte sexuel .

Quelquefois la mauvaise irrigation des lèvres vaginales, du clitoris, de la région pelvienne peuvent rendre les relations sexuelles désagréables, quelquefois douloureuses et cela entraîne la baisse de la libido ou la perte du désir.

Multiples sont les causes de l'impuissance, la fatigue sexuelle, la frigidité, cela peut être physique, psychologique ou structurel .

<u>L'impuissance</u> :

On peut parler d'impuissance quand les hommes sont sexuellement excités mais n'arrivent pas à obtenir ou à maintenir une érection rigide afin d'avoir une relation avec sa partenaire.

Et en générale, les problèmes arrivent à cause du train-train quotidien, des facteurs personnels et également des facteurs professionnels.

Les exemples qu'on voit fréquemment concernant les femmes autant que les hommes :

•Après la naissance des enfants, certaines femmes perdent leurs appétits sexuelles car elles peuvent avoir :

-de troubles de sommeil

-de la dépression postnatale

(la dépression postnatale peut arriver aussi aux hommes)

-l'écoulement du lait pendant l'orgasme ou

*l'excitation qui empêche le désir
sexuel*

-la douleur aux seins

*-les   changements
physiques :*

- ✗ la présence des cicatrices après la césarienne,

- ✗ la prise de poids,

- ✗ l'apparition des vergetures,

- ✗ la perte des cheveux...

-l'absence d'intimité (à cause de l'arriver du bébé),

-la sensation de brûlure en urinant.

-la douleur après la césarienne

•Les comportements :

Après l'accouchement de leur femme, certains hommes peuvent avoir une baisse de libido à cause des comportements de la femme.

•Les violences conjugales :

-les disputes (entre couple,
à cause des enfants, à cause de la
famille ou la belle famille)

-la jalousie

-la violence des hommes
envers les femmes ou l'inverse,
la violence des femmes envers
les hommes.

Et la violence des femmes envers
les hommes existe belle et bien.

La plupart du temps les
violences dans le couple est une
forme d'impuissance et incitent
la femme ou l'homme à avoir le

moyen de contrôle envers
l'autre .

•Trop de travaux :

Fatiguer, en arrivant chez eux, ils
n'ont plus envie de faire l'amour.

•Perte du désir :

Pour certains hommes, cela
arrive
aussi de ne plus avoir de désir
pour
sa femme .

Certains ont des femmes
exigeantes sexuellement et cela

frustre certains hommes ; à
cause de cela, ils perdent leurs
moyens .

•L'anticipation négative :

-La peur de ne pas avoir de
l'orgasme .

-Quelquefois ils ont peur de
ne pas être à la hauteur, de ne
pas amener sa compagne
jusqu'à l'extase.
Alors cela les fait perdre le
désir .

-Une critique sexuelle peut
entraîner un homme à avoir la
perte ou une baisse de libido .

•Certains hommes se dévirilisent :

Professionnellement, leurs femmes touchent plus de salaires qu'eux d'où la baisse ou la perte de libido.

•l'hypertension :

l'hypertension artérielle entraîne l'athérosclérose qui est un durcissement et rétrécissement des vaisseaux sanguins ,

•la diabète :

La cause principale de l'impuissance c'est la diabète.

La diabète engendre la détérioration, l'artériosclérose des nerfs qui
provoque l'impuissance.

•la maladie rénale :

La maladie rénale engendre des dommages nerveux et cause des ravages au niveau de la circulation sanguine. Cela peut provoquer une trouble de l'érection.

•les troubles de la prostate :

-cancer de la prostate

-inflammation de la prostate

-grossissement ou hypertrophie de la prostate.

•les lésions testiculaires provoquées par l'utilisation fréquente du vélo

•les blessures :

les traumatismes causées par les blessures au niveau de la partie inférieure de l'abdomen,au niveau du périnée ou au niveau génitale provoquent des dommages de vaisseaux sanguins et aux nerfs et entraîne l'impuissance

•l'hypercholestérolomie :

c'est le fait d'avoir un excès de graisse dans les artères qui empêche la circulation normale du sang vers le pénis

•l'homosexualité :

Certains personnes se rendent compte qu'en changeant d'orientation sexuelle, ils n'ont plus de problème d'impuissance ou de panne de libido après avoir essayer tous les moyens de guérir sans résultats

•la monotonie et la routine de la position et de la pratique sexuelle,

•la dépression :

Certains se laissent absorber dans la dépression au

lieu d'affronter le problème et chercher la solution

•l'obésité :

l'obésité et le sexe ne font pas bon ménage au niveau corporel et psychologique.

•les stresses quotidiens :

-Les problèmes dans le milieu de travail (dispute entre collègues)

-les disputes avec la famille ou la belle-famille

-les problèmes qui arrivent subitement dans la vie.

•l 'exclusion sociale :

La solitude ou l'exclusion sociale peut provoquer l'impuissance.

•la mauvaise alimentation :

la façon de s'alimenter peut participer significativement à la difficulté de maintenir et obtenir une érection prolongée.

Éviter les aliments :

-trop sucrés

-trop salés

-les fritures

-qui proviennent des fastfoods

DES NOMBREUX CONSEILS POUR VOUS AIDER A RÉSOUDRE VOS PROBLÈMES :

•*ARRÊTEZ DE FUMER :*

La nicotine peut provoquer la diminution des calibres des

vaisseaux sanguins et bloque
l'érection en abandonnant la
relaxation des muscles lisses du
tissu érectile .

•*PRENEZ DU TEMPS :*

Quand on vieillit, on a besoin
d'une stimulation génitale un
peu plus longue avant
d'atteindre l'érection :

> ▪Autours de la vingtaine,
> quelques seconde suffisent.

> ▪Entre 30 ans et la
> quarantaine, la stimulation
> peut prendre quelques
> minutes .

•Entre 50 ans et la soixantaine, la stimulation peut prendre plus de temps.

En conclusion, le moment qui sépare l'éjaculation et la prochaine érection s'allonge avec l'âge et c'est normal .

•*SOYEZ SENSUEL ET DÉTENDEZ-VOUS*

Détendez-vous, pendant le moment intime avec votre partenaire, pensez à vous vous câliner avant, sans penser à l'acte sexuelle.

Le plus important est de se caresser car le plus important organe sexuel du corps, **_c'est la peau_**.

•_CASSER LA ROUTINE SEXUELLE :_

Ne pas hésiter de s'exciter à distance, en s'envoyant des textos coquins, des photos, des vidéos ...

Utiliser des gels ou huiles essentielles afin d'accroître le plaisir.

Utiliser des jouets sexuels (les sex toys) afin d'éviter l'éjaculation précoce.

Dans divers endroits chez vous :

-dans le salon

-sur les fauteuils

-dans la cuisine

-dans le baignoire

-dans la piscine

-etc...

A l'extérieur, dans les endroits insolites. ...

•*INVENTER OU EXPLORER D'AUTRES FAÇONS DE FAIRE L'AMOUR :*

Utiliser tous vos membres, comme vous faites du sport en pratiquant diverses positions.

Ne pas pratiquer tout le temps la position missionnaire !!!

•*MANGEZ ÉQUILIBRÉ :*

S'alimenter correctement améliore la testostérone .

Éviter de manger trop gras, trop sucré, trop salé comme on dit !!! .

Éviter les aliments des fastfoods

Une mauvaise alimentation peut avoir des conséquences sur le système cardio-vasculaire et crée des désastres au niveau de la sexualité.

En effet , l'érection est formée par le bon état des artérioles (minuscules artères) du pénis .

Le pénis est un organe vasculaire.

Les cholestérols, les graisses qui bouchent les artères affectent le flux sanguin .

Si les artérioles sont bouchées ou rétrécies, le sang ne peut circuler dans le sexe

La plupart des hommes plus de 40 ans souffrent de rétrécissement des artères du pénis .

Ce rétrécissement engendre l'insuffisance du débit sanguin

et la difficulté ou l' inexistence d'une érection apparaît.

Une impuissance passagère peut arriver également due à la fatigue .

Homme ou femme, il est normal de ne pas pouvoir passer à l'acte sexuel après avoir fait beaucoup d'effort.

Trop d'efforts=trop d'endorphines

•*LIMITEZ VOTRE CONSOMMATION :*

L' alcool augmente le désir mais baisse la performance.

A partir de deux verres, la performance sexuelle est affaiblie .

Si vous buvez fréquemment, l'alcool peut provoquer un déséquilibre hormonal et si c'est chronique, cela peut entraîner des lésions nerveuses et hépatiques (les lésions hépatiques entraînent une sécrétion de grande quantité d'hormones femelles dans l'organisme qui est l'œstrogène)

L'abus de liqueurs font baisser également les taux de testostérone .

•PROGRAMMEZ VOS SOMMEILS :

Faites des efforts afin d'avoir des sommeils correctes car ils assurent une bonne santé mentale et physique.

Les sommeils nous permettent de nous détendre et nous reposer .

Faites des exercices de relaxation pour vous aider à trouver le sommeil si vous avez de problème de sommeils

Certains médicaments dérèglent la fonction sexuelle.

Ce qu'il faut faire si vous avez une baisse de libido c'est de connaître si vous suivez des traitements ou si vous prenez des médicaments, ce qui est la cause de cette baisse de libido.

Si c'est le cas, n'arrêtez pas votre traitement mais parlez-en à votre médecin.

Afin de contrer l'impuissance, les hommes prennent des stimulants (fréquemment le VIAGRA) pour augmenter la performance sexuelle.

Pourtant les stimulants donnent l'effet contraire, ils contractent les muscles lisses qui doivent se détendre pour qu'il y ait érection.

Il y a aussi les effets secondaires et indésirables qui peuvent survenir en prenant le VIAGRA comme :

-nez bouché

-troubles digestifs

-maux de tête

-sensations de vertige

-rougeurs au visage

-troubles de vision

-trouble de la perception de la couleur

-arythmies cardiaques

-accidents vasculaires cérébraux

-hypotensions

- hypertensions

-perte d'audition

III.   MANGEZ ÉQUILIBRÉ

La consommation fréquente des alimentations ci-dessous va améliorer votre tonique sexuelle

III.1)   *DES ALIMENTATIONS :*

•ALIMENTS FERMENTÉS :

Ce sont des vasodilatateurs

(un vasodilatateur c'est un
produit ou une plante qui
augmentent la dilatation des
vaisseaux sanguins et stimulent
l'érection)

tels que :

-la bière,

-la levure de bière,

-le vin

-quelques fromages

•AMANDES :

Ont des dons relaxants,

Elles favorisent l'excitation et augmentent le désir sexuel.

<u>Ils contiennent</u> :

- ➤ de Phytostérols (qui réduisent le cholestérol)

- ➤ de Magnésium

- ➤ de Calcium

- ➤ de Potassium

➢ de la Vitamine E

➢ de lipides (Oméga 9)

➢ de Protéines ,

➢ de Fibres

<u>Ils préviennent</u> **les maladies Cardiovasculaires**

•ANANAS :

C'est un aphrodisiaque

Ce fruit est très riche en Vitamine C

Les nutriments riches en Vitamine C aide à traiter le

dysfonctionnement érectile et l'éjaculation précoce.

Ils assurent également la reproduction et la qualité de spermatozoïdes

Ils favorisent l'afflux du sang vers le sexe : ce sont des vasodilatateur.

Il contient :

> de Calciums

> de Calories

> du Fer

> de Fibres

- de Glucides

- de Lipides

- de Magnésiums

- de Protéines

- de Potassiums

- de Sodiums

- de Sucres

- de Vitamine A

- de Vitamine B6

- de Vitamine C

•**ANIS** :

C'est un aphrodisiaque

Il stimule le désir sexuel .

Il est énergisant et un tonifiant sexuel.

<u>Il contient</u> :

- ➤ de Lipides

- ➤ de Protéines

- ➤ de Glucides

- ➤ de Calories

•ARGININE :

C'est un puissant aphrodisiaque.

On trouve de grande quantité
d'arginine dans les
spermatozoïdes .
Si on a une baisse de libido, il est
utile également de la prendre
car elle améliore la quantité et la
qualité de spermes.

Elle produit des oxydes nitriques
qui permettent la dilatation des
vaisseaux.

Elle permet de stimuler l'érection et la circulation sanguine .

Elle favorise l'afflux du sang vers le sexe.

Elle est très riche en <u>Acides aminés</u>

<u>Les aliments qui sont riches en Arginine sont les</u> :

- ➢ Blé

- ➢ Boisson(tisane de ginseng, cocktail à la pastèque, jus de gingembre,...)

- ➢ Chocolat

➢ Fruits

➢ Fruits de mer

➢ Légumes

➢ Lentilles

➢ Noix

➢ Œufs

➢ Viande

Attention :

A éviter de prendre l'Arginine si vous avez de l' HERPÈS car l'herpès se nourrit d'arginine.

•ARTICHAUT :

c'est un aphrodisiaque

Il favorise la production de l'œstrogène .

<u>Il contient</u> :

> ➢ de Calciums

> ➢ de Calories

> ➢ de Cuivre

➤ de Fer

➤ de Fibres

➤ de Lipides

➤ de Glucides

➤ de Magnésiums

➤ de Potassiums

➤ de Sodiums

➤ de Vitamine A

➤ de Vitamine C

➤ de Vitamine D :

il aide à stimuler les testostérones des hommes qui en manquent.

> ➢ de VitaminesB6

> ➢ de Vitamine B12

> ➢ de Vitamine K

•**AVOCAT :**

c'est un vasodilatateur.

Il est également riche en potassium

Il favorise la tonique sexuelle .

Chez l'homme, il accroît la sécrétion de testostérones .

Chez les femmes, il réveille la libido .

<u>Très nourrissant, il contient</u> :

> des oligo-éléments

> de Calciums

> du Cuivre

> de l'Eau

> du Fer

> de Lipides

> de Magnésiums

> de Phosphore

> de Potassiums

> de Sodiums

> Le Zinc

***Le Zinc est un élément utile à la fabrication de testostérones
.***

Il stimule activement l'activité sexuelle masculine.

> de vitamines

> de vitamines B1

> de vitamines B2

> de vitamines B3

> de vitamines B5

> de vitamines B6 :

l'avocat a une forte teneur en vitamine B6 qui aide à la production de dopamine (hormone du plaisir)

> de vitamines B9

> de vitamines B12

> de vitamines C

> de vitamines E

> de vitamines K

> de Rétinol

> de Glucides

> de Fibres

> de Sucres

> de Lipides

> de Protéines

•BANANE :

C'est un vasodilatateur

Elle contient :

> de Calories

> de Fer

> de Glucides

> de Fibres

> de Sucres

> de Lipides

> de Protéines

> de Potassiums

> de Calciums

➤ de Sodiums

➤ de Magnésiums

➤ de Vitamine A

➤ de Vitamine B6

➤ de Vitamine B12

➤ de Vitamine C

➤ de Vitamine D

•BETTERAVE :

c'est un vasodilatateur

Elle produit des oxydes nitriques qui permettent la dilatation des vaisseaux sanguins .

Sa consommation fréquente va vous aider à améliorer vos performances sexuelles .

Elle contient :

> ➤ de Calciums

> ➤ de Calories

> ➤ de Cuivre

> ➤ de Glucides

> ➤ de Sucres

> de Fibres

> de Lipides

> de Magnésiums

> de Manganèses

> de Potassiums

> de Vitamine A

> de Vitamines B1

> de Vitamines B2

> de Vitamines B5

> de Vitamines B6

➢ de Vitamines B9

➢ de Vitamines E

➢ de Vitamines K

•BROCOLI :

Il augmente le taux de testostérone

Il provoque la tonicité des spermatozoïdes .

En effet, il diminue le taux d 'œstrogène.

Il contient :

➢ de Calories

➢ de Lipides

➢ de Potassiums

➢ de Sodiums

➢ de Glucides

➢ de Sucres

➢ de Fibres

➢ de Protéines

➢ de Vitamine B6

➢ de Vitamine B12

> de Vitamine C

> de Vitamine D

> de Calciums

> du Fer

> de Magnésiums

•CACAO PUR :

c'est un vasodilatateur

Il améliore la pression artérielle. Le cacao contient du flavonoïde permettant l'augmentation des taux d'oxyde nitrique dans le sang qui favorise l'érection .

Il contient :

- ➢ de Calciums

- ➢ des énergies

- ➢ du Fer

- ➢ de Glucides

- ➢ de Fibres

- ➢ de Lipides

- ➢ de Magnésiums

- ➢ de Protéines

- ➢ de Sodiums

•CAVIAR :

c'est un aphrodisiaque

Il est aussi un vasodilatateur.

Il contient :

> des Calories

> de Calciums

> de Cholestérols

> du Fer

> de Glucides

> de Sucres

> de Fibres

> de Magnésiums

> de Potassiums

> de Protéines

> de Sodiums

> de Vitamines A

> de Vitamine B6

> de Vitamine B12

> de Vitamine C

•CÉLERI :

Il aide à la production de la testostérone

Il tonifie la libido

Il contient :

> ➢ des Calories
>
> ➢ de Calciums
>
> ➢ du Fer
>
> ➢ de Glucides
>
> ➢ de Sucres

➢ de Fibres

➢ de Lipides

➢ de Protéines

➢ de Potassiums

➢ de Sodiums

➢ de Magnésiums

➢ de Vitamines A

➢ de Vitamine B6

➢ de Vitamine B12

➢ de Vitamine C

> de Vitamine D

•CITRON :

L'association du citron et de la pastèque est une remède très puissante contre la panne sexuelle.

◇Le citron :

C'est un aphrodisiaque

Il aide à la production de testostérones et à la régénérescence des molécules de testostérones altérés

Il contient :

- des Calories

- de Calciums

- du Fer

- Fibres

- de Glucides

- de Lipides

- de Magnésiums

- de Potassiums

- de Protéines

- de Sodiums

> de Sucres

> de Vitamines A

> de Vitamine C

◇La pastèque :

Elle contribue à la   fabrication de testostérone.

Elle contient :

> de l'arginine

> de la citrulline

> des Calories

> de Calciums

> du Fer

> de Calciums

> de Glucides

> de Lipides

> de Sucres

> de Fibres

> de Magnésiums

> de Potassiums

> de Protéines

> de Sodiums

> de Vitamines A

> de Vitamine C

•CHOCOLAT NOIR :

c'est un aphrodisiaque

C'est un vasodilatateur.

Il réveil la libido.

Il stimule le désir sexuel

Il est sensuel.(aide à avoir le plaisir qu'on peut vivre par les sens de notre corps)

Il contient :

> de Lipides

> de Polyphénols

> de Phényléthylamine

> de Calciums

> de Magnésiums

> de Cuivres

> du Fer

➢ du Zinc

➢ de Potassiums

➢ de Manganèses

➢ de Vitamines A

➢ de Vitamine B1

➢ de Vitamine B2

➢ de Vitamine B3

➢ de Vitamine C

➢ de Vitamine E

•CHOUX FLEUR :

c'est un puissant aphrodisiaque

Il améliore la libido.

Il a des vertus stimulantes .

Il contient :

> des Calories

> de Calciums

> du Fer

> de Glucides

> de Sucres

> des Fibres

> de Lipides

> de Protéines

> de Potassiums

> de Sodiums

> de Magnésiums

> de Vitamines A

> de Vitamine B6

> de Vitamine B12

> de Vitamine C

> de Vitamine D

•FIGUE :

c'est un puissant aphrodisiaque

Il améliore la libido.

Il a des vertus stimulantes .

Elle contient :

> de Calciums

> de Calories

> de Cuivres

> de l'eau

➢ du Fer

➢ de Glucides

➢ de Sucres

➢ de Fibres

➢ de Lipides

➢ de Magnésiums

➢ de Protéines

➢ de Potassiums

➢ de Phosphore

➢ de Rétinol

> de Sodiums

> du Zinc

> de Vitamines A

> de Vitamines B1

> de Vitamines B2

> de Vitamines B3

> de Vitamines B5

> de Vitamines B6

> de Vitamines B9

> de Vitamines B12

> de Vitamine C

> de Vitamines E

> de Vitamines K

•FRAISES :

Elles sont les fruits de fraisiers,

Elles sont très relaxantes.

Elles stimulent la libido .

Elles activent le plaisir.

Elles contiennent :

> de Calciums

> de Calories

> de Cuivres

> de l'eau

> du Fer

> de Glucides

> de Sucres

> de Fibres

> de Lipides

> de Magnésiums

> de Protéines

> de Potassiums

> de Phosphore

> de Sodiums

> du Zinc

> de Vitamines A

> de Vitamines B1

> de Vitamines B2

> de Vitamines B3

> de Vitamines B5

> de Vitamines B6

> de Vitamines B9

> de Vitamines B12

> de Vitamine C

> de Vitamines E

> de Vitamines K

•FROMAGE :

c'est un vasodilatateur surtout :

-la Brie,

-la Gruyère

- le Roquefort .

Il contient :

- ➢ de Calories

- ➢ de Cholestérols

- ➢ de Calciums

- ➢ du Fer

- ➢ de Glucides

- ➢ de Sucres

- ➢ de Fibres

> de Lipides

> de Magnésiums

> de Potassiums

> de Protéines

> de Sodiums

> de Vitamines A

> de Vitamines B6

> de Vitamines B12

> de Vitamine C

> de Vitamine D

•GRENADE :

C'est une puissante aphrodisiaque

Elle augmente le taux de testostérone

Elle tonifie la libido.

<u>Elle contient :</u>

> de Calciums

> de Calories

> de Cuivres

- ➢ de Glucides

- ➢ de Sucres

- ➢ de Fibres

- ➢ de Magnésiums

- ➢ de Phosphore

- ➢ de Potassiums

- ➢ de Protéines

- ➢ de Sodiums

- ➢ du Zinc

- ➢ du Fer

➢ de Vitamines B1

➢ de Vitamines B2

➢ de Vitamines B3

➢ de Vitamines B5

➢ de Vitamines B6

➢ de Vitamines B9

➢ de Vitamines B12

➢ de Vitamines A

➢ de Vitamine C

➢ de Vitamine D

➢ de Vitamines E

•HUÎTRES :

ils sont riches en Zinc

Ils aident à la fabrication de testostérones .

Ils améliorent la fertilité.

Ils contiennent :

➢ des Calories

➢ du Fer

➢ de Glucides

- de Cuivres

- de Sélénium

- de Manganèses

- des Iodes

- de Lipides

- de Phosphore

- des Protéines

- du Zinc

- de Vitamines B5

- de Vitamines A

➢ de VitaminesB2

➢ de VitaminesB3

➢ de VitaminesB12

➢ de Vitamine D

•LAIT :

C'est un aphrodisiaque.

Il contient des peptides qui boostent la production d'endorphine .

L'endorphine c'est l' hormone du bonheur

<u>Il contient :</u>

- ➢ des Calories

- ➢ de Lipides

- ➢ de Cholestérols

- ➢ de Sodiums

- ➢ de Potassiums

- ➢ de Glucides

- ➢ de Sucres

- ➢ de Protéines

- ➢ de Calciums

> de Magnésiums

> du Fer

> de Vitamines A

> de Vitamines B6

> de Vitamines B12

> de Vitamine C

> de Vitamine D

•MIEL :

c'est un aphrodisiaque

Il aide à la production de testostérone

Il stimule la libido.

Il contient :

> des Calories

> de Sodiums

> de Potassiums

> de Glucides

> de Sucres

> de Fibres

> de Protéines

➢ de Calciums

➢ du Fer

➢ de Magnésiums

➢ de Vitamine C

•ŒUF :

c'est un vasodilatateur,

L'œuf dur pas trop cuit contient de l'hydrogène sulfuré , c'est un gaz qui favorise l'érection, il relâche les tissus autour des vaisseaux sanguins

Il permet l'afflux de sang dans le pénis.

Il contient :

- ➤ de Calciums

- ➤ de Calories

- ➤ de Cholestérols

- ➤ du Fer

- ➤ de Glucides

- ➤ de Sucres

- ➤ de Fibres

- ➤ de Lipides

- ➢ de Magnésiums

- ➢ de Potassiums

- ➢ de Protéines

- ➢ de Sodiums

- ➢ de Vitamines A

- ➢ de Vitamine D

- ➢ de Vitamine B6

- ➢ de Vitamine B12

•OIGNON :

c'est un aphrodisiaque

Il tonifie la libido .

Il a des vertus stimulantes .

Il a le même vertu que l'ail.

Il contient :

> de Calciums

> des Calories

> du Fer

> de Glucides

> de Sucres

- ➢ de Fibres

- ➢ de Lipides

- ➢ de Magnésiums

- ➢ de Potassiums

- ➢ de Protéines

- ➢ de Sodiums

- ➢ de Vitamines A

- ➢ de Vitamines B6

- ➢ de Vitamine C

•OMÉGA 3-6-9 (ACIDES GRAS) :

Ce sont des aphrodisiaques.

Ils sont des vasodilatateurs

Ils aident à rajeunir le système hormonal.

Ils boostent le libido

On les trouvent dans :

◇les huiles végétales

◇l' huile d'olive

◇l'huile de colza

◇l'huile de sésame

◇l'huile de noix

◇l'huile de tournesol

·PASTÈQUE :

Sa consommation fréquente permet la dilatation des vaisseaux sanguins

Elle permet l'érection du pénis.

Elle améliore la performance sexuelle

Elle diminue la frigidité féminine.

Elle contient :

- de l'arginine

- de la citrulline

- de Calciums

- de Calories

- du Fer

- de Glucides

- de Sucres

- de Fibres

- de Lipides

- de Magnésiums

> de Potassiums

> de Protéines

> de Sodium

> de Vitamines A

> de Vitamine C

•POISSONS :

ce sont des vasodilatateurs, surtout :

- les sardines

- les harengs

<u>La chair des poissons contient:</u>

> des acides aminés

> de Calciums

> de Lipides

> de Magnésiums

> de Protéines

> de l'eau

> de Sodium

> de Potassiums

> de Phosphore

➢ de Vitamines A

➢ de Vitamine D

➢ de Vitamines E

➢ du Fer

•RAISINS :

ce sont des stimulants sexuels

Des adoucissants et tonifiants scxuels

Ils contiennent :

➢ de Calciums

> des Calories

> de Glucides

> de Sucres

> de Fibres

> de Lipides

> de Magnésiums

> de Sodium

> de Potassiums

> de Protéines

> de Vitamines A

- ➢ de Vitamines B6

- ➢ de Vitamines C

•TRUFFE :

c'est un aphrodisiaque,

<u>Elle contient :</u>

- ➢ de Calciums

- ➢ des Calories

- ➢ du Fer

- ➢ de Glucides :

- ➢ de Fibres

➢ de Lipides

➢ de Magnésiums

➢ de Sodium

➢ de Potassiums

➢ de Protéines

➢ de Vitamines

➢ de Vitamines B6

•VANILLE :

C'est une stimulante sexuelle.

Elle améliore la tonique sexuelle surtout quand elle est dans le yaourt

ex : la fréquente consommation de yaourt à la vanille booste fortement la libido car il y a association de vanille et de produit laitier

<u>Elle contient</u> :

- ➢ des Calories

- ➢ de Lipides

- ➢ de Sodium

- ➢ de Potassiums

> de Protéines

> de Glucides

> de Sucres

> de Calciums

> du Fer

> de Magnésiums

•VIN ROUGE :

c'est un tonifiant sexuel, il tonifie également le cœur en le consommant avec modération

C'est un aphrodisiaque.

Il est un vasodilatateur.

Il est un relaxant.

Il tonifie la libido.

Il contient :

> des Calories

> de Sodium

> de Potassiums

> de Glucides

> de Sucres

> de Protéines

> de Calciums

> du Fer

> de Magnésiums

> de Vitamines A

> de Vitamines B6

•WASABI :

Il aide à retrouver la tonique sexuelle .

Il améliore la performance sexuelle .

Il contient :

> de Calciums

> des Calories

> ß-Carotène

> du Cuivre

> de l'eau

> du Fer

> de Folates totaux

> de Glucides

> de Sucres

> de Fibres

> de Lipides

> de Magnésiums

> de Manganèses

> de Phosphores

> de Potassiums

> de Protéines

> du Sel

> de Sodium

> du Zinc

➢ de Vitamines B6

➢ de Vitamine C

•**TESTOSTÉRONE :**
(un complément alimentaire)

les hommes actifs sexuellement
ont des taux de testostérone
élevés.

-elle booste la libido

-elle provoque le plaisir
sexuelle

-elle permet de maintenir
des érections fortes pendant les
rapports sexuels

•AIL :

Il contient de l'allicine qui favorise la circulation sanguine (il provoque le désir).

C'est un vasodilatateur .

On peut utiliser l'ail pour soigner l'hypertension ,
(l'hypertension entraîne une dysfonction érectile).

En conséquence, l'ail peut servir à soigner la dysfonction érectile .

Il contient :

> de l'Amidon

> de l'Allicine

> de Calories

> de Calciums

> du Cuivre

> de l'eau

> du Fer

> de Glucides

> de Sucres

➢ de Fibres

➢ de Lipides

➢ de Magnésiums

➢ de Manganèses

➢ de Protéines

➢ de Phosphores

➢ de Potassiums

➢ de Sodium

➢ de Iodes

➢ de Séléniums

> du Sel

> du Zinc

> de Vitamines B1

> de Vitamines B2

> de Vitamines B3

> de Vitamines B5

> de Vitamines B6

> de Vitamines B9

> de Vitamines B12

> de Vitamine C

➢ de Vitamines E

•BASILIC :

C'est un aphrodisiaque puissant

Il provoque le désir et booste la libido.

Il contient :

➢ de Calciums

➢ du Cuivre

➢ de l'eau

➢ du Fer

> de Glucides

> de Sucres

> de Fibres

> des Iodes

> de Lipides

> de Magnésiums

> de Manganèses

> de Phosphores

> de Potassiums

> de Polyphénols

> de Protéines

> de Séléniums

> de Sodiums

> du Zinc

•CURCUMA :

La consommation fréquente de curcuma permet la production d'oxyde nitrique dans les vaisseaux.

(l'oxyde nitrique est un gaz produit au niveau de vaisseaux et utile à l'érection).

<u>Il contient :</u>

- ➢ de Calciums

- ➢ de Calories

- ➢ du Fer

- ➢ de Glucides

- ➢ de Sucres

- ➢ de Fibres

- ➢ de Lipides

- ➢ de Magnésiums

- ➢ de Manganèses

➢ de Phosphores

➢ de Potassiums

➢ de Sodium

➢ de Vitamines B6

➢ de Vitamine C

•GINGEMBRE :

C'est un puissant aphrodisiaque .

Il contient des gingérols

(les gingérols augmentent la

fabrication des spermes et les rendent plus mobiles) .

C'est un viagra naturel qui revitalise.

Il stimule et améliore la performance sexuelle .

Il contient :

> des Calories

> de Lipides

> de Sodium

> de Potassiums

> de Glucides

> de Sucres

> de Fibres

> de Protéines

> de Calciums

> du Fer

> de Magnésiums

> de Vitamines B6

> de Vitamine C

•OIGNON :

Favorise la circulation sanguine
(il provoque le désir)

C'est un vasodilatateur .

Il peut servir à soigner la
dysfonction érectile .

Il contient :

> de Calciums

> des Calories

> de Lipides

> de Sodium

> de Potassiums

➢ de Glucides

➢ de Sucres

➢ Fibres

➢ de Protéines

➢ du Fer

➢ de Magnésiums

➢ de Vitamines A

➢ de Vitamines B6

➢ de Vitamines C

•POIVRES :

Ils sont aphrodisiaques

Ce sont des vasodilatateurs.

Ce sont des stimulants qui permettent la dilatation des vaisseaux sanguins .

Ils contiennent :

> des Calories

> de Lipides

> de Sodium

> de Potassiums

> de Glucides

➢ de Sucres

➢ de Fibres

➢ de Protéines

➢ de Calciums

➢ du Fer

➢ de Magnésiums

➢ de Vitamines A

➢ de Vitamines B6

•PIMENT :

c'est un aphrodisiaque

Il est énergisant.

C'est un vasodilatateur, sa consommation fréquente stimule la production de l'endorphine .

Il contient :

> des Calories

> de Lipides

> de Sodium

> de Potassiums

> de Glucides

> de Sucres

> de Fibres

> de Protéines

> de Calciums

> du Fer

> de Magnésiums

> de Vitamines A

> de Vitamines B6

> de Vitamines C

•SAFRAN :

c'est un aphrodisiaque.

Il est très riche en Phytostérol .

C'est un viagra pour femmes.

Il contient :

> de Phytostérol

> des alcaloïdes dont :

* crocine

* safranine

IV.   DES BIO-MÉDICAMENTS

AVANT D'ACHETER DES PRODUITS À BASE DE PLANTES OU DES HUILES ESSENTIELLES.
IL EST PRÉFÉRABLE DE DEMANDER L'AVIS DE SON MÉDECIN , DE SON PHARMACIEN OU SON HERBORISTE CAR CES INFORMATIONS SONT DES CONSEILS QUE JE VOUS DONNE À TITRE INFORMATIF.

DES BIO-MÉDICAMENTS :

- DES PLANTES

-DES   HUILES ESSENTIELLES
QUI RENDENT VOTRE VIE SEXUELLE PLUS TONIQUE.

VOUS POUVEZ LES TROUVEZ À LA PHARMACIE

IV.1)   *DES PLANTES*

•**AÇAÏ :**

C'est une plante aphrodisiaque très puissante.

Elle stimule la libido

131

Elle augmente la puissance
sexuelle et la performance.

Elle permet d'avoir l'endurance

Elle aide à la reproduction de
testostérone.

•AIL+VITAMINE C :
= puissant aphrodisiaque

On peut utiliser l'ail pour soigner
la dysfonction érectile.

Il réduit les risques cardio-
vasculaires.

Il lutte contre le cholestérol .

La vitamine C est une puissante antioxydante .

<u>L'association de l'ail et vitamine C rend fortement DEUX FOIS PLUS la production d'oxyde nitrique qui est un gaz produit au niveau de vaisseaux et utile à l'érection .</u>

•ANGÉLIQUE :

C'est un Gingeng pour femmes.

C'est un aphrodisiaque spéciale pour les femmes.

C'est une stimulante sexuelle, elle stimule la libido.

Elle augmente l'excitation pendant les rapports.

Elle permet aux femmes d'avoir des orgasmes intenses .

•BOIS BANDÉ :

C'est un puissant aphrodisiaque.

C'est un vasodilatateur.

Il tonifie l'érection.

Il améliore la performance sexuelle.

•CARDAMOME :

Elle est aphrodisiaque .

C'est une stimulante sexuelle

•CATUABA :

C'est un aphrodisiaque

C'est un vasodilatateur

Il favorise l'érection .

Il combat également:

    -les stresses,

-la fatigue,

-l'anxiété,

-l'hypertension,

-les problèmes de mémoire,

-la dépression,

-l'agitation

Il stimule le système nerveux en particulier les nerfs génitaux.

Il stimule le désir sexuel chez les femmes.

Il augmente la puissance
sexuelle chez les hommes.

•CORDYCEPS :
(*il vaut plus cher que l'or*)

C'est une plante aphrodisiaque
puissante. pour les hommes et
pour les femmes.

Il favorise l'endurance sexuelle.

Elle tonifie la libido .

Elle agit sur le système nerveux
central .

Elle augmente l'excitation
sexuelle .

Elle provoque l'excitation sexuelle et augmente le plaisir .

Elle procure un orgasme inoubliable.

•DAMIANA :

Pour les hommes autant que pour les femmes cette plante stimule le système nerveux,.

Elle a des vertus aphrodisiaques puissantes .

La Damiana stimule la circulation sanguine dans les

organes génitaux et perfectionne la fréquence des orgasmes.

Elle revitalise le cœur ce qui est très nécessaire afin de retrouver la tonique sexuelle et va vous permettre d'être toujours en forme .

•FENOUIL :

C'est une plante aphrodisiaque

Elle est tonifiante .

Elle stimule la libido .

•GINGEMBRE :

C'est un puissant aphrodisiaque.

Il contient des gingérols ,

(les gingérols augmentent la fabrication des spermes et les rendent plus mobiles) .

C'est un viagra naturel qui revitalise.

Il stimule la libido.

Il améliore la performance sexuelle .

•GINSENG :

Il est un puissant aphrodisiaque.

Il booste la libido.

Il équilibre le système nerveux.

Il produit l'hormone du désir dans les cellules cérébrales

Il augmente le désir sexuel.

Il lutte contre la dépression, stresses,

•**LA GRANDE BERCE : (HÉRACLÈS)**

Elle est aphrodisiaque.

On l'appelle aussi
l'aphrodisiaque de la rue, patte
d'ours, la corne de chèvre,.......

Elle combat l'asthénie sexuelle.

C'est une stimulante sexuelle.

•**GINKGO BILOBA :**

On l'utilise pour traiter la
dysfonction érectile.

Il améliore la performance
sexuelle.

C'est un très puissant
revitalisant.

•GELÉE ROYALE :

Elle stimule la tonique sexuelle et certaines formes d'impuissance .

On peut l'utiliser également pour traiter la frigidité féminine.

•GRIFFONIA SIMPLICIFOLIA :

C'est une plante apaisante, elle est aphrodisiaque.

Chez les femmes, elle favorise la fertilité.

Pour les hommes, cette plante aide à soigner l'éjaculation précoce.

Il permet de soigner le dysfonctionnement érectile .

·GOJI :

C'est un aphrodisiaque.

Il multiplie le taux de testostérone dans le sang.

Il stimule la libido

·GUARANA :

C'est un vasodilatateur.

Il est aphrodisiaque .

Il est un très bon stimulant sexuel.

Il augmente l'appétit sexuelle.

•KOLA :

Il stimule le système nerveux central.

C'est un stimulant sexuel .

Il favorise la performance sexuelle.

Il permet de maintenir des efforts physiques prolongés

•MACA NOIR :

c'est un puissant aphrodisiaque.

Il stimule la libido.

On l'utilise pour traiter les troubles de la fertilité et de la sexualité .

Chez les hommes, il améliore la fertilité .

Chez les femmes, il stimule la capacité de féconder l'ovule .

•MUIRA PUAMA :

Elle provoque une érection plus forte.

Elle retarde l'éjaculation.

Elle augmente le désire sexuel.

Elle améliore les aspects physiques et psychologiques de la libido .

Chez les hommes, on l'utilise pour traiter le dysfonction érectile, l'infertilité masculine .

Chez la femme pour traiter la frigidité .

•ORTIE :

C'est une plante aphrodisiaque.

Elle est vasodilatateur.

Elle augmente la production de testostérone.

Elle booste la libido.

Elle est riche en :

> fer

> calcium

- ➤ chlore

- ➤ magnésium

- ➤ manganèse

- ➤ potassium

- ➤ soufre

- ➤ silicium

- ➤ zinc

•PALMAROSA :

c'est une plante aphrodisiaque.

Elle stimule les nerfs et les hormones.

Elle est tonifiante .

•PASSIFLORE :

c'est une plante aphrodisiaque.

Elle augmente les taux de testostérones chez les hommes .

•PISTACHIER LENTISQUE :

C'est un aphrodisiaque.

Il est vasodilatateur .

•PROPOLIS :

Pour vous messieurs qui avez
l'organe sexuel un peu courbé :

*La Propolis corrige la
courbure du pénis,elle élimine
les fibroses responsables de
sa courbure ; en fonction de
cela sa structure de corps
caverneux s'améliore ,aussi
elle soigne la dysfonction
érectile.*

•RHODIOLA :

Elle est aphrodisiaque.

Elle aide à soigner les dysfonctions sexuelles et l'éjaculation précoce.

Elle stimule la fertilité.

Elle aide à booster la performance sexuelle (performance intellectuelle et physique également).

On utilise pour traiter la dépression, la frigidité, la fatigue.

•SALSEPAREILLE :

c'est une plante aphrodisiaque puissante .

Elle augmente l'intensité de l'orgasme.

C'est une tonique sexuelle.

Elle favorise la production de testostérones et spermatozoïdes .

•SARRIETTE :

C'est une puissante aphrodisiaque.

Elle est une stimulante sexuelle .

•SCHISANDRA :

Elle est aphrodisiaque.

Elle aide à lutter contre :

     -la dépression,

     -la fatigue physique

     -la fatigue sexuelle

Elle tonifie la libido.

Elle aide à résoudre le problème :

-de l'impuissance,

-de l'infertilité,

-du système reproducteur

-hormonal :

◊les bouffées de chaleur,

◊pour les femmes, les problèmes de ménopause,

◊pour les hommes, les problèmes d'andropause,

◊les absences ou retards des règles, ...

•**SPIRULINE :(** *à utiliser comme complément* **)**

Cette plante est un aphrodisiaque .

C'est un vasodilatateur.

Elle contient de l'arginine.

Elle augmente le taux de testostérones.

Elle stimule l'érection.

Elle aide à résoudre le problème d'infertilité.

•**TRUBULUS TERRESTRIS :**

c'est un puissant aphrodisiaque ;

Il aide à la production de testostérone.

Il augmente l'endurance sexuelle.

•YOHIMBÉ :

c'est un aphrodisiaque.

Il stimule la circulation sanguine dans les artères et provoque des érections.

C'est un vasodilatateur, qui agit directement sur les tissus génitaux.

Il stimule l'appétit sexuel.

•ALOE VERA :

C'est un aphrodisiaque.

Elle contient de la créatine phosphorique qui stimule l'organe sexuel, l'activité musculaire.

Il booste la libido.

•ASHWAGANDHA :

C'est une plante aphrodisiaque.

Elle est stimulante.

Elle améliore la performance
sexuelle.

Chez la femme,on l'utilise pour
soigner la dysfonction sexuelle et
la frigidité.

Chez l'homme elle combat
l'infertilité.

•BOIS DE ROSE :

C'est un aphrodisiaque.

Il augmente le désir sexuel .

•CANNELLE DE CEYLAN :

C'est un tonifiant.

Il stimule le système nerveux central .

Pour les hommes, il combat l'impuissance.

Pour les femme, il combat la frigidité .

•CANNELLE DE CHINE :

Elle est aphrodisiaque .

Elle stimule le système nerveux sympathique.

C'est un stimulant sexuel.

•CURCUMA :

La consommation fréquente de curcuma permet la production d'oxyde nitrique dans les vaisseaux .

(l'acide nitrique est un gaz produit au niveau de vaisseaux et utile à l'érection).

•EPIMÈDE :

C'est une plante aphrodisiaque.

Elle booste la libido.
Elle aide à soigner la dysfonction
sexuelle.

Elle améliore et augmente la
production de spermatozoïdes .

•**FENUGREC :**

C'est un aphrodisiaque pour
hommes et pour femmes
également .

C'est un stimulant des hormones
sexuels.

Il augmente le désir et favorise
l'érection.

Il stimule la fertilité .

Il booste la libido.

•FENOUIL DOUX :

C'est un aphrodisiaque.

Un tonifiant sexuel.

Il stimule la libido .

•GINGEMBRE OFFICINAL :

C'est un puissant aphrodisiaque,
il contient des gingérols.

(les gingérols augmentent la fabrication des spermes et les rendent plus mobiles) .

C'est un viagra naturel qui revitalise.

Il stimule et améliore la performance sexuelle .

•**GÉRANIUM BOURBON :**

c'est un aphrodisiaque

Il éveil le désir .

•**GÉRANIUM ROSAT :**

C'est un aphrodisiaque pour femmes.

Il stimule la libido .

•HARPAGOPHYTUM :

C'est un aphrodisiaque.

Il booste la libido.

C'est un stimulant sexuel.

•MACADAMIA :

L'huile est une dynamisante.

Elle stimule la libido .

•MATÉ :

C'est un puissant stimulant.

Il dynamise le désir.

Il favorise l'excitation sexuelle.

Il tonifie la libido .

Il stimule le système nerveux .

•MANDRAGORE :

C'est un aphrodisiaque.

On l'utilise à soigner l'infertilité.

Elle stimule le désir sexuel.

Elle est une revitalisante et stimulante sexuelle.

On l'utilise à soigner le problème de la menstruation.

•MENTHE BERGAMOTE :

c'est une puissante aphrodisiaque.

Elle tonifie la libido.

C'est une bonne tonifiante sexuelle .

•NÉROLI :

c'est une huile essentielle apaisante et relaxante.

C'est une stimulante sexuelle.

Elle éveille le désir .

•NOIX DE MUSCADE :

C'est une très puissante aphrodisiaque .

C'est un vasodilatateur qui contient de la dopamine .

Elle permet d'avoir une endurance sexuelle .

•ORANGE AMÈRE (BIGARATE) :

Ce   n'est pas de l'orange car
l'orange est le frui de l'Oranger .

L'orange amère est le fruit de
Bigaradier.

C'est un aphrodisiaque, il tonifie
la libido .

•JASMIN :

C'est   un aphrodisiaque pour
femme.

 Il tonifie la libido.

C'est un stimulant sexuel .

Il sert à lutter contre la frigidité .

•PISTACHIER LENTISQUE :

c'est un aphrodisiaque .

Il est un vasodilatateur .

•PALMAROSA :

C'est un aphrodisiaque.

C'est un tonifiant.

Il stimule le système nerveux et hormonal.

L'huile de Palmarosa tonifie la libido.

•PATCHOULI :

C'est un aphrodisiaque .

C'est un relaxant pour les femmes.

C'est un tonifiant sexuel .

•ROSE DE DAMAS(CENTIFOLIA) :

C'est une huile essentielle aphrodisiaque.

Elle est tonifiante.

Elle stimule la libido .

C'est une ré-équilibrante sexuelle et émotionnelle .

C'est une anti-tristesse et anti-mélancolie .

•SANTAL BLANC :

C'est une huile essentielle puissante.

C'est une stimulante cardiaque.

Il tonifie la libido .

Il produit un effet apaisant et relaxant .

•SANTAL JAUNE :

C'est une huile aphrodisiaque.

Elle tonifie la libido.

C'est une stimulante sexuelle.

•SAUGE SCLARÉE :

C'est une huile aphrodisiaque puissante.

Elle a un effet calmant.

Elle aide à contrer la frigidité.

Elle lutte contre l'impuissance .

•SPIRULINE :

Cette plante est un aphrodisiaque .

C'est un vasodilatateur.

Elle contient de l'arginine.

Elle augmente le taux de testostérones.

Elle stimule l'érection

•THYM À FEUILLE DE SARRIETTE :

Il lutte contre la fatigue sexuelle.

C'est un stimulant mental qui stimule le désir sexuel.

•THYM À LINALOL :

c'est un aphrodisiaque.

Il stimule le système nerveux central.

Il tonifie la libido.

•YLANG-YLANG :

C'est une stimulante sexuelle .

Donne la tonique sexuelle chez les femmes.

(Elle a une odeur très forte.)

À   UTILISER   POUR DIFFUSION   AFIN D'AVOIR UNE AMBIANCE ROMANTIQUE :

◆ **BOIS DE ROSE**

◆ **CANNELLE DE CEYLAN**

- ◆ **NÉROLI**

- ◆ **GÉRANIUM BOURBON**

- ◆ **YLANG-YLANG**

- ◆ **GINGEMBRE**

- ◆ **PALMAROSA**

- ◆ **PATCHOULI**

- ◆ **SAUGE SCLARÉE**

- ◆ **THYM À LINALOL**

<u>***ON PEUT LES UTILISER
AUSSI POUR LES
MASSAGES SENSUELS :***</u>

- **BOIS DE ROSE**

- **CANNELLE DE CEYLAN**

- **CLOU DE GIROFLE**

- **JASMIN**

- **NÉROLI**

- **GÉRANIUM BOURBON**

- **YLANG-YLANG**

- **GINGEMBRE**

- ◆ **PALMAROSA**

- ◆ **PATCHOULI**

- ◆ **SAUGE SCLARÉE**

- ◆ **SANTAL BLANC**

- ◆ **THYM À LINALOL**

- ◆ **ROSE DE DAMAS**